UN CAS

DE

FRACTURE DU CRANE

ENVISAGÉ

AU POINT DE VUE MÉDICO-LÉGAL

PAR

Le Dr Alphonse JAUMES

PROFESSEUR DE MÉDECINE LÉGALE A LA FACULTÉ DE MONTPELLIER

MONTPELLIER

TYPOGRAPHIE ET LITHOGRAPHIE DE BOEHM ET FILS

ÉDITEURS DU MONTPELLIER MÉDICAL.

1885

UN CAS DE FRACTURE DU CRANE

ENVISAGÉ AU POINT DE VUE MÉDICO-LÉGAL

Le 22 décembre 18... vers 6 heures du soir, le nommé Henri S..., âgé de 30 ans, peu intelligent et s'adonnant, paraît-il, à la boisson, s'étant pris de querelle, pour un motif futile, avec le nommé A..., âgé de 17 ans, pisteur à la gare, celui-ci le frappa à la tête, à l'aide d'un caillou dont il s'était armé.

S... « poussa un cri, porta ses mains à la région atteinte et s'écria : Qu'il m'a touché ! qu'il m'a fait mal ! cette fois, il m'a tué !» Il rentra dans la maison où il se trouvait au moment où la querelle avait pris naissance, et «continua à se plaindre». Néanmoins, vers 6 heures et demie, il regagna son domicile et se mit à table avec sa famille. Il ne mangea pas, ressortit vers 7 heures et demie en disant : « Je me sauve, expression dont il se servait habituellement », et sans avoir rien fait connaître aux siens de l'agression dont il venait d'être l'objet. Il revint chez la femme dans la chambre de laquelle il avait été provoqué : « ses traits étaient altérés et portaient l'empreinte de la souffrance. » De là, il alla au théâtre où un témoin le vit, vers 11 heures du soir, « se placer au parterre, puis monter aux troisièmes. Il était seul et fort tranquille ». Enfin il rentra chez lui à 11 heures et demie : «Il nous a dit qu'il venait du théâtre (déclaration de la mère) et nous a raconté ce qu'il avait vu. Bientôt il nous a quittées en disant qu'il allait se coucher. Sa chambre était à côté du salon ; ma fille et moi, comme nous faisions un ouvrage que nous tenions à terminer, nous nous sommes couchées à 1 heure ou 2 heures. Il y avait à peu près une demi-heure que nous étions au lit lorsque ma fille m'a appelée et m'a dit que Henri se plaignait. Je me suis levée et je suis entrée dans la chambre de mon fils. Il m'a dit qu'il n'était pas bien, qu'il souffrait beaucoup, et alors seulement il m'a avoué que la veille vers les 6 heures du soir on lui avait donné un coup de pierre à la tempe. Il ajoutait qu'on l'avait frappé avec un caillou, qu'il en mourrait. Ne pouvant croire encore à un danger sérieux, je m'empressai de faire une infusion que je lui apportai presque aussitôt ; mais mon fils était de plus en plus souffrant, il ne put prendre le bol et ce fut moi-même qui essayai de le faire boire. Il but à peine une gorgée, le bol tomba à terre et mon fils râla en même temps. — J'envoyai aussitôt chercher le Dr Benoît; mais quand ce médecin est arrivé, mon fils était complètement perdu. Un quart d'heure après, il expirait. » Un certificat de M. le professeur Benoît constate en effet que, mandé en toute hâte à 4 heures du matin, il a trouvé Henri S... agonisant. Le décès eut lieu quelques instants après, « vers 4 heures 10 minutes».

Mon honorable confrère, M. le Dr Kleinschmidt, qui avait fait les premières constatations sur la réquisition de M. le Commissaire de police, et moi fûmes chargés, par M. le Juge d'Instruction, de procéder à l'autopsie. Celle-ci fut pratiquée le 24 décembre. Elle révéla ce qui suit :

Sur la région temporale gauche, une légère tuméfaction, fluctuante, sans changement de couleur à la peau, et présentant sur sa partie la plus saillante une excoriation de 0,002 à 0,003 millim. carrés de surface ; pavillon de l'oreille gauche légèrement tuméfié et ecchymosé ; sur le bord de ce pavillon, à l'union du tiers inférieur avec les deux tiers supérieurs, une excoriation de 0,01 centim. d'étendue longitudinale à peu près ; coloration violacée de la face latérale gauche du cou. Le derme et les fibres du muscle temporal infiltrés de sang. La calotte crânienne est séparée au moyen d'un trait de scie ; dès que l'instrument a pénétré dans la cavité du crâne, il s'écoule par l'ouverture ainsi créée une grande quantité de sang noir. Dans la fosse cérébrale moyenne gauche, entre la face interne de la portion écailleuse du temporal et la dure-mère correspondante, un énorme caillot sanguin, reposant sur la base du crâne et s'élevant jusqu'au niveau du cinquième supérieur du pariétal correspondant ; un deuxième caillot dans la fosse occipitale gauche, en dehors de la dure-mère et offrant à peu près le volume de la moitié d'un œuf ; la dure-mère une fois incisée, nous trouvons les vaisseaux de la pie-mère très engorgés, et une accumulation de sang noir au niveau de la selle turcique ; sur le cerveau, à 0,02 centim. en arrière du sommet du lobe moyen gauche, une ecchymose ayant à peu près les dimensions et la forme d'une pièce de 1 franc, à contour irrégulier, d'une nuance inégalement brune à sa surface ; la face externe de ce lobe moyen est aplatie, déprimée, dans la portion correspondant au premier des caillots décrits plus haut ; l'incision de la substance cérébrale, au niveau de cette ecchymose, met à découvert, à une profondeur de 0,002 millim. environ, un caillot sanguin ayant à peu près la forme et le volume d'une petite noisette, et deux ou trois petits caillots du volume d'un grain de chènevis : — sur le temporal gauche, un peu au-dessus de l'union de la portion écailleuse avec le rocher, une fracture avec enfoncement : la solution de continuité de l'os affecte à peu près la forme d'un fer à cheval dont la convexité regarderait en avant ; la corde sous-tendant l'arc formé par le fer à cheval a une longueur d'à peu près 0,02 centim. ; des deux branches du fer à cheval, l'inférieure a une longueur d'environ 0,01 ¹/₂ centim., et la supérieure une longueur d'environ 0,03 centim. ; la portion de l'os circonscrite par la solution de continuité fait dans l'intérieur du crâne une saillie de 0,002 à 0,003 millim. ; enfin, le sillon logeant la branche postérieure de l'artère méningée moyenne est intéressé par cette solution de continuité, l'artère est divisée.

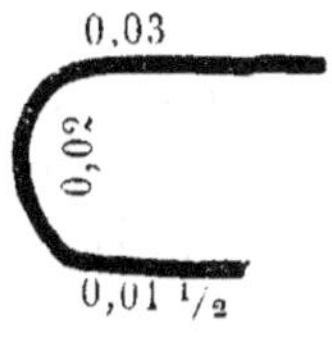

Par conséquent, la lésion, considérée dans son ensemble, était constituée, de la surface vers la profondeur, par :

a. Une contusion de la peau de la tempe et du muscle temporal.

b. Une fracture de la portion écailleuse de l'os temporal, avec enfoncement.

c. Une rupture de la branche postérieure de l'artère méningée moyenne, laquelle rupture avait occasionné une hémorrhagie et consécutivement une compression de l'encéphale par le sang épanché.

d. Une contusion du lobe moyen du cerveau avec foyers hémorrhagiques.

Nous eûmes ensuite à examiner le caillou avec lequel S... avait été frappé. Ce caillou, de l'espèce de ceux qui dominaient à l'époque dans le pavage des rues de la ville, pesait près de 400 gram.; irrégulièrement conique et légèrement aplati, il présentait deux faces, une base, un sommet en pointe assez prononcée, et enfin deux angles résultant de la rencontre de la base avec les bords.

Pour le médecin légiste, le principal intérêt de cette observation réside dans le contraste entre la manière d'être du sujet à la suite du traumatisme et les désordres occasionnés par ce même traumatisme.

Parmi ces désordres, il en est que l'on doit considérer comme représentant la conséquence immédiate du coup de pierre : l'attrition du muscle temporal, la fracture de l'os, la contusion du lobe moyen du cerveau sont, à n'en pas douter, absolument contemporaines de l'acte de violence. Très probablement peut-on en dire autant de la rupture de l'artère : on comprend beaucoup mieux que les tuniques de cette artère aient cédé au moment où, sous l'influence de la pression du caillou, le fragment d'os fracturé était déprimé dans l'intérieur du crâne, qu'on ne comprendrait une élongation momentanée de ses tuniques se transformant ultérieurement en déchirure.

Quoi qu'il en soit, au moment du coup qui rompait les fibres du muscle temporal, qui fracturait l'os et en enfonçait un fragment, qui contusionnait le lobe moyen du cerveau, le sujet ne manifestait aucun phénomène de commotion cérébrale, il traduisait par des plaintes conscientes la douleur ressentie, il continuait à causer, à agir : il assistait ensuite au repas de sa famille, sans, il est vrai, y prendre part, et employait enfin le reste de sa soirée conformément à ses habitudes. Et cette absence de symptômes, cette tolérance, se prolongeaient durant sept heures au minimum : le témoin qui l'a aperçu au théâtre l'a vu aller, venir, monter, descendre, sans rien remarquer de particulier ; dans la conversation de S... avec sa mère, aux environs de minuit, celle-ci n'a rien observé d'anormal ; ce n'est qu'entre 1 heure et 2 heures de la nuit au plus tôt que les accidents se sont déclarés. Bien plus, si, comme on est fondé à le présumer, la rupture artérielle a coïncidé avec la violence extérieure, il faut admettre que pendant tout ce temps un vaisseau relativement important versait du sang dans l'intérieur du crâne, qu'une compression du cerveau progressivement croissante et qui au milieu de la nuit devait avoir atteint un haut degré, se joignait aux altérations précédemment mentionnées. Et malgré tout, les facultés intellectuelles, les fonctions de relation, restaient indemnes.

Le mécanisme de la production de la blessure peut jusqu'à un certain point expliquer le défaut de commotion cérébrale : la disposition de la fracture indique en effet que la pierre a frappé par sa pointe ou par un de ses angles, et a par conséquent agi sur une surface peu étendue ; le coup a en outre porté sur une région où les parois du crâne offrent moins de résistance : il se peut dès lors que la force employée n'ait pas été très intense et que la violence n'ait pas provoqué d'ébranlement général du côté des masses encéphaliques.

Mais, quelle que soit l'interprétation, ce fait n'en démontre pas moins que des lésions traumatiques siégeant sur le crâne et vouant la victime à une mort prochaine peuvent, pendant un temps relativement long, ne se trahir par aucun phénomène appréciable. Qui se fût douté, dans la soirée du 22 décembre 18..., alors que S... allait, venait, causait, assistait au spectacle, qu'il était porteur des lésions dont l'autopsie allait bientôt révéler l'existence ?

Aussi m'a-t-il semblé que cette observation méritait de prendre place à côté de celles, du même genre, qui ont déjà été recueillies (Brierre de Boismont, *Du suicide et de la folie suicide*, pag. 531 ; Ollivier (d'Angers), *Mémoire et observations médico-légales sur les plaies par armes à feu*, Ann. d'Hyg. et de Méd. lég., 1839, tom. XXII, pag. 361 ; Toulmouche, *Des lésions du crâne et de l'organe qu'il renferme, Id., id.* **1860,** tom., **XIII,** pag. **164** ; Devergie, *Méd. lég.,* tom. **II,** pag. **201**; etc.), et qui sont de nature à inspirer à l'expert une prudente réserve lorsqu'il est consulté par la Justice sur la question de savoir si un blessé a pu accomplir tel ou tel acte, à la suite d'un traumatisme intéressant le crâne et le cerveau.

Extrait du MONTPELLIER MÉDICAL

(Juin 1885).